Docteur COVILLE

Ancien interne des Hôpitaux de Paris,
Chirurgien-adjoint de l'Hôtel-Dieu d'Orléans

EXTRAIT DES COMMUNICATIONS

FAITES

A LA SOCIÉTÉ DE MÉDECINE

DU LOIRET

1903

Premier Semestre

ORLÉANS
Imprimerie Auguste GOUT et Cie
Passage du Loiret

1903

OSTÉOSARCOME

DU MAXILLAIRE INFÉRIEUR

Je présente à la Société la photographie d'une enfant de treize ans, atteinte d'un volumineux ostéosarcome du maxillaire inférieur et morte ces jours-ci dans le service de M. le Dr Geffrier. La tumeur, comme vous pouvez le constater, a atteint des dimensions considérables, elle a pris la forme ovoïde, descend jusque sur le sternum, envahit complètement la bouche qu'elle obstrue en grande partie ayant dans l'ensemble le volume de la tête d'un enfant d'un an.

M. Geffrier a bien voulu me laisser opérer cette malade, je l'ai opérée trois fois et je regrette de ne pas l'avoir opérée une quatrième. Vous verrez ce qui m'a arrêté et ce pour quoi j'exprime ce regret. Ce cas est en effet une nouvelle preuve de la nécessité d'une intervention extrêmement large dans les cas d'ostéosarcome, surtout chez les individus jeunes, intervention qui doit enlever la totalité de l'os atteint, quelle que soit d'ailleurs la minime étendue de la lésion primitive.

Voici l'histoire de cette enfant :

Entrée à l'hôpital au mois de novembre 1901, elle présentait à ce moment une légère voussure au niveau de l'angle de la mâchoire, sans changement de coloration de la peau, sans douleur, voussure résistante, mais difficile à limiter par la palpation et se confondant peu à peu avec les parties voisines. L'enfant ouvrait difficilement la bouche dont l'ouverture était diminuée environ de moitié et l'on voyait dans la région correspondant à la branche du maxillaire, le long du pilier, rejetant légèrement l'amygdale en dedans une saillie rouge, même un peu violacée faisant corps manifestement avec l'os.

Une première opération fut faite par mon collègue et ami Marmasse dans l'espoir qu'il s'agissait seulement d'une périostite et il put enlever par la voie buccale tout ce qui paraissait malade.

L'enfant se remit rapidement et sans le moindre incident, mais elle revint deux mois après présentant une tumeur cinq à six fois plus volumineuse, s'étendant jusqu'à la partie moyenne de la branche horizontale du maxillaire, envahissant la loge amygdalienne. Il s'agissait évidemment d'une tumeur maligne, mais me basant sur l'intégrité de la langue et du pharynx, je crus pouvoir conseiller l'opération, que M. Geffrier voulut bien me confier, et qui consista à réséquer toute la branche montante du maxillaire avec les tissus y attenant ainsi qu'une partie de la branche horizontale jusqu'à un centimètre environ des limites appréciables du mal. La perte de substance fut comblée par un tamponnement et la guérison se fit très rapidement, étant donnée l'étendue du délabrement.

La section avait porté sur un point qui n'était pas augmenté de volume, mais où la branche osseuse apparaissait parsemée d'aréoles qui ne m'inspiraient qu'une demi-confiance. En effet, à peine, la plaie extérieure était-elle cicatrisée que l'os se boursouflait au niveau de la section, envoyant un petit prolongement du côté du plancher de la bouche. Immédiatement, je pratiquai une seconde opération pour enlever ce noyau et je reportai ma section au niveau de la canine où l'os, cette fois, me parut sain. L'enfant sortit de l'hôpital quelque temps après, mais elle revint au bout de deux mois avec une nouvelle récidive se présentant toujours sous la même forme, c'est-à-dire un boursouflement osseux ayant tendance à envahir le plancher de la bouche. Cette fois, la tumeur avait le volume d'un œuf de pigeon et s'étendait presque jusqu'à la ligne médiane du côté du plancher de la bouche, tandis qu'extérieurement, la symphyse mentonnière et les parties avoisinantes paraissaient indemnes.

A ce moment, la question se posa pour moi d'enlever la totalité du maxillaire. Mais devant la gravité de l'acte opératoire et surtout craignant pour la suite des troubles résultant du manque de soutien de la langue, je crus devoir encore tenter une opération partielle, et j'enlevai tout ce qui était envahi du côté des parties molles et sectionnai l'os en empiétant de trois centimètres sur le côté opposé, enlevant par conséquent le menton et toute la partie correspondant aux incisives. La langue, soutenue à gauche par ses insertions au maxillaire et surtout à droite par les brides cicatricielles provenant des précédentes opérations, ne me donna aucun souci. La cicatrisation se fit sans encombre.

Le répit fut encore de deux mois et demi environ et la malade revint avec un nouveau noyau déprimant la région sus-hyoïdienne et présentant les mêmes caractères que précédemment.

Je n'avais plus qu'à enlever le reste de l'os, mais je reculai en constatant du côté de l'apophyse zygomatique droite, c'est-à-dire du côté opéré dès le début, une voussure qui me fit craindre qu'il existât là un foyer de récidive sur lequel je ne pouvais agir. En réalité il n'en était rien et l'avenir le démontra. La malade fut donc abandonnée à elle-même et en cinq mois, la tumeur a pris le développement que je signalais en commençant.

Je crois que j'aurais dû intervenir d'emblée plus largement, ou tout au moins qu'une quatrième intervention était justifiée, car, j'insiste très spécialement sur ce point, malgré l'apparence saine de l'os au niveau des tranches de section, c'est toujours en ce point que s'est reproduit le néoplasme, et jamais en aucun autre point voisin. C'était donc bien l'os lui-même qui était malade, c'était en lui seul que subsistait le germe de cette néoplasie sans cesse renaissante, et il est vraisemblable qu'en l'enlevant d'emblée sans l'ouvrir, en le désarticulant de chaque côté, on n'aurait pas vu le sarcome repulluler dans les parties molles voisines, puisqu'elles sont restées indemnes après chaque opération partielle.

J'ai dit pourquoi j'avais reculé devant une ultime intervention, on comprendra maintenant pourquoi je le regrette, puisque j'aurais peut-être pu arrêter, mieux que je ne l'ai fait, le marche du cancer qui restait bien limité au maxillaire inférieur, sans avoir récidivé dans l'apophyse zygomatique comme je l'avais craint au début ; j'aurais certainement épargné à cette malade une fin d'existence des plus pénibles.

Je suis donc convaincu que dès que le diagnostic d'ostéosarcome est porté, surtout chez des sujets jeunes (en ayant soin d'éliminer pour les membres la possibilité de cals vicieux), ce n'est pas à une résection même très étendue qu'il faut avoir recours, mais à une ablation totale de l'os malade par désarticulation, et pour ma part, en pareille occurrence, je n'hésiterais pas à proposer d'emblée l'opération la plus radicale.

ARTHRODÈSE TIBIO-TARSIENNE

DANS UN CAS DE PIED BALLANT PARALYTIQUE

L'enfant que je présente à la Société et qui est âgé de 8 ans, a subi, au mois de septembre dernier, une arthrodèse tibiotarsienne pour un pied ballant paralytique.

Il marche, comme vous le voyez, d'une façon très satisfaisante avec une simple chaussure à tuteurs latéraux. L'examen de son pied nu nous montre, qu'abandonnée à elle-même, la pointe du pied tend à tomber légèrement, mais on peut le ramener à la rectitude en le soutenant simplement avec le doigt. La voûte a conservé sa forme et, s'il existe des mouvements étendus dans l'articulation médiotarsienne, on peut constater que la fusion du tibia et de l'astragale est absolument parfaite. Le résultat au point de vue orthopédique est donc très bon et j'ai cru intéressant de vous le présenter, car l'arthrodèse est, à mon avis, une opération excellente et elle ne me paraît pas jouir auprès des praticiens de la faveur à laquelle elle a droit.

Lorsque je vis cet enfant dans le service de M. Geffrier, que j'avais l'honneur de suppléer, je constatai l'existence d'un pied ballant dû à une paralysie infantile de tout le groupe de muscles extenseurs. Le pied tombait spontanément en équin presque pur, un peu dévié cependant en varus, mais on le ramenait assez facilement à une position voisine de l'angle droit, position qu'il ne pouvait dépasser à cause de la résistance du tendon d'Achille. Les muscles de la région antérolatérale de la jambe, complètement atrophiés, ne réagissaient plus à l'excitation électrique. La marche était très difficile, à ce point qu'on était obligé de soutenir l'enfant par le bras, car son pied tombait à chaque pas, traînait sur le sol, s'accrochait même au voisin et il butait à chaque instant.

N'ayant aucune confiance dans le port d'un appareil orthopédique, dont le poids, dans ces cas, vient encore surcharger des muscles insuffisants, ne pouvant recourir à la transplantation tendineuse, je pensai, malgré le jeune âge du malade, à pratiquer une arthrodèse tibio-tarsienne, c'est-à-dire à ankyloser en bonne positions son pied sur sa jambe.

C'est ce que je réalisai par le procédé suivant, qui est le procédé de mon maître, le professeur Kirmisson.

Après avoir fait l'ostéotomie du péroné par une incision de un centimètre et demi, tracée à deux travers de doigt au-dessus de la malléole externe, j'abordai l'articulation par une incision en L circonscrivant la malléole interne. L'astragale découverte, le pied fut alors luxé en dehors grâce à l'ostéotomie préalable du péroné. Lorsque toutes les surfaces articulaires du tibia et de l'astragale furent rendues accessibles à la vue et aux instruments, j'enlevai le cartilage d'encroûtement à la gouge et à la curette, en ayant soin de n'en laisser aucune parcelle adhérente à l'os ou flottant dans la cavité articulaire. Cette dénudation fut parachevée à la curette, puis le pied fut réduit pour mettre en contact les surfaces osseuses avivées qui s'adaptaient d'ailleurs parfaitement. J'avais, en effet, renoncé à faire la ténotomie du tendon d'Achille, pensant que l'ablation du cartilage diarthrodial suffirait à faire disparaître le léger degré d'équinisme qui persistait après réduction manuelle. En effet, la position était correcte.

J'enfonçai alors un perforateur traversant de haut en bas et obliquement l'épiphyse tibiale, l'astragale et le calcanéum, et dans le trou ainsi pratiqué, j'abandonnai une cheville d'ivoire de 7 centimètres de longueur sur 2 millimètres de diamètre. Les tissus mous furent suturés, et le pied, après pansement, sans drainage, fut immobilisé dans un appareil plâtré. La réunion se fit par première intention, l'appareil, au bout d'un mois, fut changé, le pansement enlevé, mais la région restant un peu douloureuse, un nouveau plâtre fut appliqué et fut laissé en place quinze jours. Après ce laps de temps, la fixité de l'astragale était assurée, il n'y avait aucune trace d'inflammation et l'enfant fut mis sur pied avec la chaussure qu'il porte encore aujourd'hui.

La marche fut d'abord très défectueuse, surtout par inhabileté et crainte de souffrir, mais peu à peu il s'habitua à sa nouvelle statique, et vous avez pu voir qu'il marchait aussi bien que le comportaient ses lésions paralytiques et son ankylose tibio-tarsienne.

Je ne crois pas que le résultat orthopédique aurait été aussi bon si l'on avait eu recours à la résection, qui est le traitement encore communément employé en pareil cas, et qui, à mon sens, devrait être exceptionnel.

D'ailleurs, il est une considération qui domine à l'heure actuelle la chirurgie orthopédique et à laquelle se rallie à bon droit la très grande majorité des esprits, c'est qu'il faut limiter au minimum les mutilations même partielles, et faire autant que possible de la chirurgie conservatrice. La résection ne répond pas à cet idéal.

Il ne faut pas d'ailleurs se laisser séduire outre mesure par les bons résultats obtenus par la tarsectomie dans les cas de pied bot congénital et en inférer qu'elle garde toute sa valeur dans le pied paralytique. Ici les conditions sont très différentes. Les déformations osseuses sont le plus souvent minimes, les axes des parties constituantes de chaque os pris individuellement gardent leur situation respective, enfin le déséquilibre musculaire qui peut être très accusé ne tient pas à une orientation primitivement vicieuse de tout l'appareil ; tandis que dans le pied bot congénital les lésions sont essentiellement primitives et portent et sur la dimension et la forme des diverses pièces osseuses, et sur la direction de leurs axes et sur l'orientation de tout l'appareil musculo-tendineux qui tend à chaque contraction à exagérer la difformité. On n'a donc pas dans les deux cas à lutter contre les mêmes puissances et ce qui est utile à la cure d'un pied bot congénital, ne l'est pas nécessairement à celle d'un pied bot paralytique.

La résection a cependant pour elle un avantage, c'est d'être une opération radicale, brillante, rapide et facile. Rien n'est plus simple, en effet, que de découvrir le squelette d'un pied et d'en enlever à coups de ciseau ou de gouge tout ce qui gêne, jusqu'à redressement complet.

Mais nous devons nous placer au seul point de vue de l'intérêt du malade, et en orthopédie il faut, le plus souvent, faire bon marché du brio, de la rapidité et de l'aisance, au profit de la perfection des formes et de la fonction. C'est pourquoi, si je suis partisan des tarsectomies, mais seulement des tarsectomies économiques (1), dans les cas de pied bot congénital invétéré, pour les mêmes raisons suis-je d'avis de les rejeter du traitement du pied paralytique.

Est-ce à dire que, sous aucun prétexte, on ne devra faire de section osseuse? Evidemment non. Je sais qu'il est des cas où l'ancienneté de la lésion ou l'étendue de la déformation, ont créé des obstacles particulièrement résistants, où les os eux-mêmes ont subi des altérations et des déviations d'ensemble, qui rendent le redressement laborieux, même au prix de ténotomies étendues. Mais cela est exceptionnel, et en tous cas on n'est jamais obligé de faire des tarsectomies typiques, ou d'enlever la totalité d'un os. Une opération modelante qui fait sauter une apophyse gênante, diminue la largeur d'une tête articulaire, abrase une saillie trop prononcée, permet, avec un peu plus de peine, il est vrai, mais à moins de frais, de réparer le dommage en conservant une forme satisfaisante.

Au surplus, que cherche-t-on à réaliser? Deux choses : le redressement et le maintien en bonne position.

---

(1) Coville. — De l'utilité de l'incision de Phelps comme premier temps de l'opération du pied bot varus équin congénital. (*Presse médicale*, 1901, k° 72.)

Le redressement, la résection l'obtient facilement, mais j'ai dit au prix de quels sacrifices, et il en résulte forcément une difformité permanente du pied. Quant au maintien, il n'est assuré que par la production de tissu cicatriciel, unissant les parties osseuses artificiellement juxtaposées. Ce tissu oppose, je le veux bien, une certaine résistance aux forces qui tendent, sans relâche, à reproduire la déformation, mais il n'a pas la rigidité suffisante pour s'y opposer d'une façon absolue. Il faut qu'un appareil prothétique lui vienne en aide, et lutte avec lui contre la tendance invincible à la récidive. Donc la fonction comme la forme sont imparfaitement récupérées.

L'arthrodèse, qui est une opération essentiellement économique, puisqu'elle se contente de supprimer les surfaces articulaires, répond beaucoup mieux aux nécessités. Dans un certain nombre de cas, le redressement s'obtient de lui-même, et il suffit de soutenir le pied avec la main pour que celui-ci se mette à angle droit sur la jambe. Il n'y a donc à chercher que le maintien en bonne position, et l'arthrodèse remplit exactement cette indication. Dans les autres cas, l'obstacle vient d'une part de la rétraction musculaire, et alors de simples tenotomies en ont raison ; d'autre part, mais à un moindre degré de la déformation des os, les opérations modelantes, dont je parlais tout à l'heure, suffisent à obtenir ce résultat. Il faut noter qu'ici la tenotomie est particulièrement inoffensive puisqu'elle porte sur des tendons ayant pour mission de mobiliser des articulations qui seront, par la suite, ankylosées. Enfin, le maintien du pied définitivement redressé est assuré par la création d'une ankylose osseuse qu'on provoque en dénudant complètement les surfaces articulaires de leur cartilage d'encroûtement, et en juxtaposant les surfaces osseuses avivées. On remplace ainsi les tuteurs extérieurs d'un appareil prothétique par un tuteur intérieur constitué par le squelette lui-même, rendu rigide et indéformable. Dès lors, la forme est respectée, puisqu'aucune partie osseuse importante n'est enlevée, et la fonction s'exécute dans les meilleures conditions possibles, abstraction faite de la souplesse dont la perte est la rançon de la permanence du résultat.

Donc, opération moins mutilante que la résection, opération assurant mieux le maintien ultérieur du pied, grâce à l'ankylose de ses parties constituantes, l'arthrodèse répond à des indications plus nombreuses, et doit être considérée comme l'opération de choix dans bien des cas de pied bot paralytique.

Au point de vue de la technique, je n'ai eu qu'à me louer de l'incision interne qui permet, sans difficulté, l'accès de toute les surfaces articulaires. De plus, l'enchevillement, qui a été très bien supporté par les tissus, est une garantie pour la solidité de l'ankylose et la sécurité des manœuvres nécessitées par le pansement et la pose de l'appareil plâtré. Cependant, dans un cas analogue, j'emploierais volontiers l'incision externe, car la luxation du pied se fait plus facilement dans ce sens, et l'on s'épargne la peine de faire l'ostéotomie du péroné, ce qui allonge un peu l'opération.

Je n'ai pas eu besoin de recourir à l'arthrodèse des autres articulations du pied. La cheville, enfoncée jusque dans le calcanéum, donne une certaine fixité à la sous astragalienne, bien qu'il y subsiste encore quelques mouvements ; quant à la mobilité de l'articulation médiotarsienne, elle corrige, dans une certaine mesure, ce qui manque au cou-de-pied, et malgré une légère chute de l'avant-pied, elle ne nuit pas au résultat fonctionnel.

L'opération a donc restitué au malade la presque totalité des fonctions de son pied, tout en respectant absolument ses formes, c'est là ce que nous devons toujours chercher en chirurgie orthopédique.

www.ingramcontent.com/pod-product-compliance
Lightning Source LLC
Chambersburg PA
CBHW050419210326
41520CB00020B/6670